AF457261

TOPOGRAPHIE MÉDICALE DE RIVE-DE-GIER

ESQUISSE

DE LA

TOPOGRAPHIE MÉDICALE

DE

RIVE-DE-GIER

PAR

PAUL HERVIER,

Docteur en médecine de la Faculté de Paris,
correspondant de la Société impériale de médecine de Lyon, membre de la
Société de Saint-Étienne et de la Loire,
chirurgien de l'hôpital de Rive-de-Gier, médecin cantonal et vaccinateur
de la même ville, ancien interne des hôpitaux de Lyon, honoré
d'une médaille (choléra de 1854).

LYON
IMPRIMERIE D'AIMÉ VINGTRINIER
QUAI SAINT-ANTOINE, 35.

1859

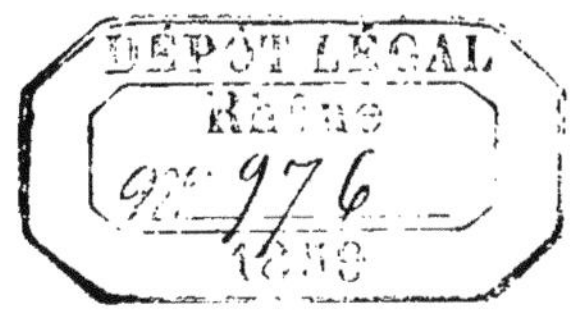

A M. THUILLIER,

Préfet de la Loire,

Commandeur de la Légion-d'Honneur et des ordres de St-Grégoire-le-Grand, de St-Maurice et Lazare et du mérite de Toscane.

A MM. LES MEMBRES DU COMITÉ CONSULTATIF D'HYGIÈNE PUBLIQUE.

ESQUISSE

DE LA

TOPOGRAPHIE MÉDICALE DE RIVE-DE-GIER

> La premiere chose que doit faire un médecin en arrivant dans une ville, c'est d'examiner avec soin son exposition, la qualité de l'air et des eaux, le genre de vie et le régime auquel les habitants se plaisent davantage.
>
> HIPPOCRATE, De aere, locis et aquis.

Des fouilles récentes qui ont amené la découverte de monnaies et de médailles romaines, de statuettes en bronze, de meules de moulins à bras semblables à celles qu'on voit à Pompeï, de lampes en métal et en terre cuite, de fragments de verre émaillé et de compartiments de mosaïques, ont établi que Rive-de-Gier est d'origine romaine et qu'un camp retranché ayant occupé tout l'espace où fut élevé la ville primitive, a été la première fondation de la cité. Les remarquables recherches historiques de M. Chambeyron, architecte distingué (1), qui unit aux qualités de l'artiste l'esprit d'un chroniqueur, ont démontré que ce camp était établi pendant la construction du magnifique aqueduc qui conduisait à Lugdunum les eaux du

(1) On lui doit l'église gothique de Saint-Jean de Rive-de-Gier que les étrangers s'empressent de visiter.

Mont-Pilat. « Deux grands aqueducs romains, dit M. Cham- » beyron, arrivaient à Lugdunum, avant la construction « de celui de Pilat qui devait les surpasser en magnifi- « cence et en développement. Le premier ramassait les « eaux du groupe montagneux appelé le Mont-d'Or et les « amenait dans la ville que Plancus avait nouvellement « fondée. Des restes de cet ouvrage existent encore aux « Massues. Le second, qui paraît avoir suppléé à l'insuf- « fisance du précédent, fut construit, dit-on, par les « ordres de Marc-Antoine, et recueillait les eaux des « sources qui coulent dans le bassin de la Brevenne, pour « les diriger vers l'emplacement où est située la rue de « Trion. Ces deux aqueducs suffirent aux besoins des « habitants de Lugdunum jusqu'à l'époque où les empe- « reurs firent construire le palais que plusieurs Césars « habitèrent et qui était élevé sur l'emplacement de l'hos- « pice de l'Antiquaille. Auguste, qui séjourna pendant « trois ans dans la nouvelle cité, contribua beaucoup à « son accroissement ; ses soldats et ses courtisans, accou- « tumés aux délices de Rome, trouvèrent bientôt à Lug- « dunum tous les établissements que nécessitaient leurs « goûts voluptueux ; les théâtres, les thermes et les villas « couronnèrent le sommet de la montagne où ne pouvaient « arriver les eaux des aqueducs existants. C'est alors que « probablement on conçut le projet de l'aqueduc de Pilat. « Il fut peut-être commencé par les ordres d'Auguste, « quoique des antiquaires judicieux établissent que son « exécution et son achèvement sont dus à l'empereur « Claude, né dans la ville de Plancus. Nos campagnes « furent alors couvertes de légionnaires et d'esclaves,

« occupés à l'œuvre gigantesque dont nous admirons « aujourd'hui les ruines grandioses. En peu de temps, « l'activité romaine pratiqua sur les flancs de nos monts « une ligne de ponts et de tranchées, ayant un dévelop- « pement de soixante-dix kilomètres ; et les eaux saines « et limpides du Gier, du Jannon et de la Duraise, allè- « rent ensemble à Lyon, remplir les réservoirs publics « et particuliers, couler dans les bains, jaillir dans les « fontaines, orner les jardins, et enfin se jeter dans la « Saône par le canal qu'on découvrit en reconstruisant « l'hôtel du Change. Mais, pour diriger à travers un pays « montagneux et couvert de bois les eaux qu'on détour- « nait de leur cours naturel, il devint nécessaire de créer « des voies de transport pour les matériaux de maçonne- « rie et travaux d'art, et surtout pour la pierre à chaux « qu'on dut aller chercher dans les contrées où Lyon et « notre ville s'approvisionnent encore aujourd'hui. Ces « chemins, afin d'éviter les pertes et circuits que suit le « tracé de l'acqueduc, devaient tous s'embrancher sur la « route principale, partant de Lyon ou de Givors, et sui- « vant le cours du Gier dans notre localité »

La longueur de l'espace où l'on a découvert des constructions antiques commence à Combeplaine et finit au pont d'Egarande, c'est à peu de chose près l'emplacement de la ville actuelle qui occupe sur une longueur de plus de 2 kilomètres et sur une largeur qui varie entre 500 à 40 mètres, 50 hectares du tiers moyen de la vallée du Gier.

La ville est située, pour la partie haute, à 271 mètres au-dessus du niveau de la mer, par 45°, 32' de latitude nord et par 2°, 18' de longitude Est du méridien de Paris sur les rives du Gier; la partie basse est à 250 mètres.

Cette rivière, qui est à 240 mètres d'élévation au-dessus du niveau de la mer, prend sa source au Mont-Pilat (*mons Pileatus*) au niveau de 1,300 mètres, et coule de l'ouest à l'est (1). Elle reçoit divers cours d'eau, entre autres le Jannon, l'Onzion, le Dorlay, l'Egarande, le Couzon qui descendent du Pilat; le Langonan, la Duraise et le Bosançon qui ont leur origine dans les montagnes de Riverie. Le Gier se jette dans le Rhône après un parcours de 40 à 45 kilomètres; son bassin mesure 41600 hectares, et en moyenne il doit fournir 6000 hectolitres par seconde; à Rive-de-Gier, dans les grandes sécheresses, il ne débite pas plus de 20 à 30 litres par seconde; mais dans les grandes pluies c'est un véritable torrent. Le lit qui, en amont d'Egarande, est au niveau de 260 mètres, est vers Burrel au niveau de 181 mètres.

Les eaux du Gier sont corrompues à partir de Saint-Chamond par les nombreuses fabriques de teinture qui les emploient et les épuisements de mines. Les eaux de source qui servent à l'alimentation des bornes-fontaines sont de bonne qualité.

Les collines qui environnent la ville offrent les degrés d'altitude suivants :

	mètres.		mètres.
Dizimieux,	430	Lorette,	341
Mouillon,	382	Reclus,	333
Martoret,	380	Combeplaine,	309
Madinier,	373	Couloux,	318
Saint-Martin,	365	Cappe,	313

(1) Hippocrate prétend que les eaux qui coulent du couchant au levant sont les meilleures (*De aere et aquis*).

Le sous-sol sur toute la superficie occupée par la ville peut être considéré comme formé par le terrain houiller et spécialement par des grès. En beaucoup de points, le sol lui-même est constitué par le grès houiller ou par les terres qui proviennent de décompositions (argile sableuse et micacée avec un peu de sulfate de chaux). Ailleurs le terrain ancien a été recouvert par un dépôt quaternaire ; ce dépôt dont la puissance va jusqu'à 5 à 8 mètres se compose à la base d'un lit de cailloux et de sables plus ou moins fins et à la partie supérieure de glaises qui sont propres à servir à la confection des briques ; à Rive-de-Gier, ce dépôt n'existe qu'au niveau du Gier et se trouve développé principalement dans le quartier des Verchères (1)

On peut admettre que le vent du nord-est est le vent le plus fréquent ; vient ensuite le vent du sud qui est parfois extrêmement violent ; le nord prédomine au printemps, le sud en automne. La température moyenne de Lyon est de 12° 5 ; Rive-de-Gier est plus élevé d'une centaine de mètres, ce qui correspond à une différence de 0° 5, ou à une température moyenne de 12 degrés centigrades. Dans l'hiver on a souvent 15 degrés de froid, et dans l'été souvent 28 et 32 de chaleur ; en 1816 il y eut 28 degrés de chaleur à onze heures du soir. L'hiver le plus rigoureux a été observé en 1829, le thermomètre descendit à 19 ; les chaleurs les plus fortes appartiennent à l'année 1859

(1) Je dois ces renseignements à l'obligeance de mon honorable concitoyen, M. Lesceure, ingénieur des mines de seconde classe et auteur d'un travail important sur la statistique commerciale de Rive-de-Gier, en 1812.

où le thermomètre est monté à +° 36 c. Les pluies sont principalement amenées par les vents du sud et du sud-ouest, elles deviennent plus froides et à larges gouttes quand le vent tourne à l'ouest ou au nord-ouest. Dans nos contrées le mois le plus pluvieux est le mois de juin, ensuite avril et mai pour le printemps, octobre et novembre pour l'automne. Le nombre des jours pluvieux est plus considérable à Saint-Etienne qu'à Lyon et la quantité de pluie plus grande ; la pluie est plus abondante au pied occidental de la chaîne du Pilat que sur le revers opposé. Les grands orages sont plus fréquents à Rive-de-Gier et à Saint-Etienne qu'à Pelussin et au Bourg-Argental ; le Gier et le Furens dévastent plus souvent les vallons qu'ils parcourent que la Cance et la Diaume. On est porté à admettre que la moyenne des jours de pluie serait de 140 à 150 et la quantité de pluie de 0, 75. Les brouillards sont assez rares, et s'ils surviennent, ils se dissipent toujours vers midi, et quelques heures d'un ciel serein leur succèdent.

Le pays est suffisamment boisé et la végétation, analogue à celle du centre de la France, laisse apercevoir cependant qu'on se rapproche des contrées méridionales. Il nous serait facile de donner ici le tableau complet de la flore des environs de Rive-de-Gier, il nous suffirait d'énumérer les plantes que M. Thévenin, pharmacien et botaniste distingué, nous a montrées dans de savantes herborisations. Les amateurs liront avec intérêt la relation d'un voyage à Pilat, sous Henri II, écrite par Duchoul (1),

(1) *Pilati montis descriptio*, Lyon, 1555, in-8°.

célèbre botaniste lyonnais, contemporain de notre Rabelais, de Paradin, de Bellièvre et de Jean Grolier. Duchoul se rendit à Pilat par Longes et Dizimieux et ne traversa pas Rive-de-Gier.

La population de Rive-de-Gier ne s'élevait pas, avant la Révolution, à 5,000 âmes, les massacres et les émigrations forcées la réduisirent de peu. Rapidement accrue depuis cette époque, elle est aujourd'hui de 14,700 âmes, d'après le recensement de 1856, et sans compter une population flottante de quelques centaines d'individus. Il résulte du dépouillement que j'ai fait des registres de l'état civil à Rive-de-Gier, que la moyenne des naissances de 1840 à 1859 a été dans une période de 19 ans de 468 par ans, et celle des décès de 386, l'excédant des naissances sur les décès qui est de 1580 dans cette période, conduit à une augmentation annuelle de 87 habitants.

Années.	naissances	décès.	augmentation de la population par l'excédant des naissances.	diminution.
1840	507	397	210	
1841	487	308	176	
1842	463	386	77	
1843	487	387	100	
1844	469	318	151	
1845	455	343	112	
1846	443	346	97	
1847	464	394	70	
1848	508	396	112	
1849	474	363	111	
1850	473	304	169	
1851	458	417	41	
1852	408	339	69	
1853	469	383	86	
1854	448	523		75
1855	434	454		20
1856	529	427	102	
1857	473	463	10	
1858	466	387	79	
Totaux	8915	7335	1773	95
Moyenne annuelle.	468	386	87	

Deux années, l'année 1854 et l'année 1855, comme on le voit par le tableau précédent, présentent une diminution du chiffre des naissances, mais non au point d'influer sur les résultats généraux qui sont favorables à l'accroissement de la population et font un contraste frappant avec les faits qui se passent à Saint-Chamond, ville voisine, peuplée de 10,000 âmes. Dans cette localité, pendant une période de 14 ans, de 1845 à 1859, exclusivement, le chiffre 299 représente l'excédant des décès sur les naissances (3894 décès contre 3595 naissances); tandis qu'à

Rive-de-Gier, pendant le même laps de temps, le chiffre des naissances est supérieur de 963 au chiffre des morts (6502 naissances contre 5539 décès).

SAINT-CHAMOND (population 10,000 âmes).

Années	naissances	décès.	Augmentation de la population par l'excédant des naissances.	diminution.
1845	246	199	47	
1846	220	226		6
1847	204	262		58
1848	217	234		17
1849	177	191		14
1850	209	210		1
1851	227	253		26
1852	232	249		17
1853	256	290		34
1854	283	405		122
1855	285	367		82
1856	319	347		18
1857	385	348	37	
1858	335	313	22	
Totaux.	3595	3894	106	395
Moyennes annuelles.	256	277		20

La mortalité générale l'emporte donc sur la reproduction à Saint-Chamond. On pourrait penser que ce résultat tient à la diminution du nombre des mariages dans cette ville : il n'en est rien. On observe dix mariages en moyenne par mille habitants à Saint-Chamond et seulement huit pour mille à Rive-de-Gier, comme il est facile de le vérifier en consultant les cahiers de l'état civil de ces deux centres industriels. Cela tient suivant nous à l'atténuation de la fécondité des femmes par les mariages consanguins si bien étudiés par le professeur Devay (1), par les travaux prolongés dans les ateliers mal aérés et par une alimentation insuffisante. Néanmoins Saint-Chamond est dans une voie prospère, si l'on croit avec Moreau de Jonnès que la fécondité des population décroît avec le progrès dans la richesse et la civilisation ; car le nombre des naissances est un criterium fort insuffisant et des moins infaillibles de la prospérité nationale ; il y faut encore la diminution dans le nombre des décès et l'augmentation de la vie probable et moyenne. On sait aussi qu'à Saint-Chamond les jeunes gens appelés à la conscription sont plus souvent exempts pour infirmité ou défaut de taille qu'à Rive-de-Gier et que quelquefois le canton de Saint-Chamond ne peut fournir tout le contingent voté par le département. En 1859, sur 355 jeunes conscrits du canton de Rive-de-Gier, 10 seulement n'avaient point la taille de 1 mètre 560 c. exigée pour servir sous les drapeaux.

Tous les voyageurs s'accordent à remarquer que Rive-de-Gier est une ville où l'on rencontre le plus de belles femmes. Elles sont la plupart brunes, ont de beaux yeux, une richesse de gorge digne de fixer l'attention et la taille bien prise ; leur poitrine est fortement développée et leur tempérament affecte le type sanguin bilieux. Elles se distinguent par la finesse du jugement et surtout par le zèle avec lequel elles s'adonnent aux soins domestiques. L'industrie locale ne peut offrir un aliment à leur activité ; aussi

(1) Voyez : *Hygiène des familles*.

a-t-on répété à Rive-de-Gier ce qu'on disait autrefois en Angleterre, que ce pays est l'enfer des chevaux et le paradis des femmes (1). Le cours des années a profondément changé l'aspect de la société anglaise, et si une loi récente, inspirée par les conseils d'une véritable philanthropie, interdit l'emploi des femmes dans les mines, la législation est éludée et les femmes descendent encore dans les puits des houillères, tantôt aidées par une connivence coupable, tantôt en se déguisant sous des habits d'hommes. Le nombre de ces malheureuses a été estimé à 7,000 par le dernier recensement. A Rive-de-Gier, les emplois confiés aux personnes du sexe sont rares ; aussi ont-elles, les unes le temps de se préparer aux devoirs difficiles de la maternité, les autres de les remplir avec zèle. Leur vie moyenne est augmentée et les générations qui se succèdent témoignent par l'opulence du tempérament et la rareté des cachexies de la puissance virtuelle des germes dont elles tirent leur origine.

Les Ripagériens ont le caractère franc ; la plus grande loyauté préside à leur conduite ; nullement abusés par les rêves d'une imagination dont les écarts sont souvent pris pour de la vivacité, ils suivent volontiers la route que leur ont tracée leurs pères ; faire des affaires est leur pensée dominante ; aussi, le commerce est l'âme de la ville. Néanmoins, quelques hommes ont su allier le goût des belles-lettres aux aptitudes commerciales. M. Donzel, que l'Académie de Lyon compte encore parmi les correspondants qui lui font le plus d'honneur, aurait mérité

(1) *Revue Britannique*, juillet 1859.

d'attirer sur ses compatriotes les paroles élogieuses que Voltaire adressait aux Lyonnais.

Il est vrai que Plutus est au rang de vos dieux ;
Et c'est un riche appui pour votre aimable ville ;
Il n'a point de plus bel asile,
Ailleurs il est aveugle, il a chez vous des yeux ;
Il n'était, autrefois, que Dieu de la richesse,
Vous en faites le Dieu des arts.
J'ai vu couler dans vos remparts,
Les ondes du Pactole et les eaux du Permesse.

D'autres citoyens du canton de Rive-de-Gier se sont illustrés à diverses époques dans l'Église, dans la magistrature, dans l'armée, dans la science ou dans les arts. Il nous suffira de citer le célèbre mathématicien Charles Bossut, ami de Fontenelle et de d'Alembert, le baron de Prony, qui fut aussi de l'Institut, comme Charles Bossut, M. Ravez, président de la Chambre des Députés, M. l'abbé Chambeyron, dont la mémoire est si chère à ses nombreux élèves, M. le Dr Chambeyron, qui fut littérateur distingué et chirurgien habile à l'hôpital d'Orléans, Lisfranc, le célèbre chirurgien de Paris et le Dr Mortier, contemporain de Gensoul et son prédécesseur à l'Hôtel-Dieu de Lyon.

Chacun sait, à Rive-de-Gier, que le travail jouit du double privilége d'enrichir et de moraliser. Vauban estimait que la moitié de l'année s'écoulait en chomages. Cinquante ans plus tard, Voltaire, dans sa requête aux Magistrats du royaume, demandait pour le peuple, la permission de travailler. En réduisant le nombre des fêtes d'obligation on a augmenté d'un tiers le nombre des jours de travail. D'autre part, le prix moyen du salaire agricole fixé par Young à 19 sous en 1789, est monté en 1859, à 1 fr. 50 c. Les travailleurs occupés dans les diverses industries de Rive-de-Gier, ont un salaire dont la moyenne s'élève à près de 4 fr. 50 c. par jour et surpasse, par conséquent, de beaucoup, la moyenne des salaires des ouvriers de Paris, que les annuaires de statistique ont fixé à 3 fr. 80 c. par jour. En effet, les forgeurs et les mineurs gagnent en moyenne 3 fr. 75 c., et les divers emplois dans les verreries produisent à ceux qui les occupent, une somme qui varie en moyenne entre 5 fr. 85 c. et 6 fr. par jour. Cette augmentation dans le prix moyen des salaires agricole et industriel aurait dû entraîner une hausse proportionnelle dans le prix des objets nécessaires à la vie ; il n'en a rien été. Les progrès de l'agriculture ont réduit la cherté du pain et de la viande, et ceux de l'industrie ont fait baisser la valeur des objets fabriqués. Comment expliquer, néanmoins, la hausse dans le taux des salaires, si les objets fabriqués baissent de prix et si les substances alimentaires conservent le leur? Le taux du salaire ne se règle-t-il pas sur la dépense de l'ouvrier? A cela nous répondrons que, si la population de la France s'est accrue d'environ dix millions d'habitants depuis 1789 (1), ce sont les villes et surtout les grandes villes qui ont recueilli cet excédant, et que la rareté des bras se faisant sentir dans les localités puissantes, par le nombre et la richesse de leurs industries, les instruments de production ont dû prendre nécessairement une plus grande valeur.

(1) Passy. *Revue des Deux-Mondes*. 1857.

Le progrès matériel se résume dans la manière dont une population se loge, s'habille et se nourrit. A Rive-de-Gier, les logements sont salubres et vastes, et l'on ne se prive jamais d'air et de lumière pour échapper à l'impôt des portes et fenêtres. L'alimentation de toutes les classes, outre qu'elle s'est améliorée par une consommation plus générale de lait, d'œufs, de fromages, de lapins et de volailles, se fait remarquer, à Rive-de-Gier, par l'usage très-général de la viande, qui trouve dans cette ville, par le haut prix des salaires et la nature des travaux, un débouché toujours facile. D'après M. de Lavergne (1), en 1789, pour vingt-six millions d'habitants, la ration moyenne et annuelle, était de dix-huit kilos pour la viande; en 1815, pour vingt-neuf millions elle devint de dix-neuf kilos; en 1848, pour trente-six millions, elle atteignit vingt-huit kilos. A Rive-de-Gier, la nécessité de résister aux fatigues des travaux pénibles et prolongés dans les houillères, dans les usines, forges ou verreries, contribue à élever le chiffre de la consommation de la viande par tête et par an. Ce chiffre est de quarante-cinq kilos, peu de villes en Europe l'atteignent et cependant Rive-de-Gier possède un octroi très-productif et le territoire qui l'entoure est le théâtre de la division croissante de la propriété, plus favorable à la production des céréales qu'à l'élève des bestiaux (2). On sait que des économistes sérieux ont blâmé

(1) *Revue des Deux-Mondes*. Novembre 1858.

(2) La consommation des boissons fermentées (vin, eau-de-vie, bière), est aussi considérable; elle est de 127 litres par tête et par an. A Paris elle n'est pas de 100 litres.

en France la culture trop répandue des céréales qui épuisent le sol au détriment des pâturages qui permettent de multiplier les animaux de boucherie, dont la viande fournit, sous le même volume, une nourriture plus substantielle et empêche par sa présence, sur le marché, le renchérissement du blé causé par la mauvaise récolte, et prévient la disette. Chez les Anglais, suivant M. Moreau de Jonnès, la consommation de la viande suit une progression ascendante.

La moyenne des décès pour la période de 1840 à 1859 est de 386 par an; le maximum de la mortalité, suivant les âges, est de 1 à 5 ans; mais il augmente encore ici de toute la gravité des affections intestinales de l'enfance, qui se développent dans les mois les plus chauds de l'année et qui nous paraissent le résultat d'une alimentation disproportionnée et mal dirigée; d'après Senac les aliments plutôt que l'air et le sol sont fréquemment la principale cause des maladies populaires. La vie de l'enfant chancelle jusqu'à 5 ans, mais de 5 à 10 sa résistance à la mort augmente sensiblement.

Le rapport de la mortalité, relativement aux âges, peut être évalué approximativement ainsi : sur 468 individus qui naissent en moyenne annuellement à Rive-de-Gier, il en meurt :

1°	Jusqu'à 1 an	85
2°	De 1 à 5 ans	61
3°	De 5 à 10 ans	20
4°	De 10 à 20 ans.	16
5°	De 20 à 30 ans.	55

6°	De 30 à 40 ans.	25
7°	De 40 à 50 ans.	31
8°	De 50 à 60 ans.	39
9°	De 60 à 70 ans.	51
10°	De 70 à 80 ans.	47
11°	De 80 à 90 ans.	25
12°	De 90 à 100 ans	3

Il résulte de là que le 1/7 des enfants meurt ici dans la 1re année, qu'on peut appeler avec Buffon *l'année fatale*. Presque le 1/3 des individus qui naissent périt ici avant l'âge de 11 ans. D'après le dernier recensement, 1856, la population étant de 14,720, soit 15,000 âmes, et la moyenne des décès étant de 386, les décès sont aux individus comme 1 est à 38,86, tandis que, pour la France entière, le rapport est comme 1 est à 41 habitants ; pour Paris il est comme 1 est à 36 et pour Lyon comme 1 est à 35.

Rive-de-Gier suit la loi commune de la nature qui est de produire plus de mâles que de femelles (1), les garçons l'emportent de quelques unités sur les filles ; on sait qu'en France on compte 17 naissances masculines pour 16 féminines. Le nombre des naissances illégitimes forme le 1/9 de la reproduction totale ; en France le rapport moyen des enfants naturels aux enfants légitimes est comme 10 est à 129 (2), ce qui revient à 1 sur 13. Pour les enfants naturels, on observe l'opposé de ce qui se

(1) Buffon. — *Histoire naturelle*, page 298.

(2) *Annuaire de* 1857.

passe chez les enfants légitimes, il naît plus de filles que de garçons. Le nombre des enfants morts-nés s'élève environ à 30 par an, ou 1 sur 50. Les naissances sont inégalement réparties dans les divers mois de l'année ; sous ce rapport, les mois sont rangés dans l'ordre suivant : janvier, février, septembre, novembre et décembre ; les mois les plus favorables à la conception sont donc, mai, mars et septembre. Il y a chaque année quelques naissances doubles. La moyenne des naissances est de 468 par an sur une population de 15,000 âmes, d'où il suit que le nombre des naissances est à celui des habitants comme 1 est à 32. Ce rapport est presque égal à celui de la France qui compte 1 naissance sur 34 habitants.

	janv.	fév.	mars	avril	mai	juin.	juil.	août.	sept.	octo.	nov.	déc.
Légitimes :												
Garçons	31	21	23	17	14	19	16	15	19	24	20	21
Filles.	15	20	13	21	9	16	19	19	21	66	22	19
Naturels.	1	3	3	2	4		1	1	3	1	3	1
Totaux	47	44	39	40	27	35	36	35	43	41	43	

Total des naissances pour une année, { Légitimes, 450 ; Naturels, 23

Total, 479

A Lyon, suivant le docteur Chapeau, et en France d'après le docteur Boudin, le maximum de la mortalité correspond aux mois rigoureux de l'hiver. A Rive-de-Gier, le mois d'août et le mois de septembre offrent constamment le plus de décès ; les mois qui en présentent le moins sont mai et juin. Cette plus grande mortalité ne doit point être attribuée au curage du canal de Givors, mais plutôt aux grandes chaleurs qui développent les maladies intestinales chez les enfants ; l'air est moins pur qu'au printemps où les végétaux dégagent de l'oxigène et l'excédant de décès de ces deux mois appartient en grande partie à la population infantile ; on sait du reste que les chaleurs sont funestes à l'enfance et que de un à dix ans les statisticiens on appliqué le maximum de mortalité au mois d'août.

La vie moyenne étant égale à la somme des années que les individus ont vécu, divisée par le nombre des décès, il en résulte qu'à Rive-de-Gier la vie moyenne est de trente-trois ans, d'après les calculs faits sur une période de quinze ans ; elle serait de trente-neuf ans en diminuant du chiffre des décès celui des morts-nés, ou du chiffre des années vécues celui qui correspond à la première année de l'existence. Le chiffre relatif des naissances et des habitants que nous avons donné plus haut, un sur trente-deux, se rapproche beaucoup du chiffre trouvé par le calcul, comme exprimant la durée de la vie moyenne.

En France, d'après les annuaires, elle a été fixée à trente-un ans pour 1817, à trente-quatre pour 1835 et à trente-six pour 1833.

Il y a 120 mariages, terme moyen, par an ; le maximum appartient à l'année 1855, et le minimum à l'année 1840 ; l'un est de 158 et l'autre est de 80 ; le plus grand nombre a lieu dans les mois de janvier et de février.

On remarque à Rive-de-Gier plusieurs établissements d'utilité publique, une très-belle usine à gaz et l'hôtel qui contient les bureaux et les appareils de la Compagnie des eaux, tous les deux situés dans la partie basse de la ville; plus au centre sont le couvent des sœurs St-Charles, la Providence pour les orphelines, le bel établissement des sœurs de St-Vincent de Paul, l'Asile des Vieillards, la superbe maison des orphelins et les magnifiques bâtiments consacrés à l'instruction primaire et que les pères de familles doivent à la sollicitude généreuse et intelligente du chef actuel de l'édilité ripagérienne (1). Mais les établissements hospitaliers sont de nature à fixer davantage l'attention du rédacteur d'une topographie médicale.

Sur 2847 chefs-lieux de canton en France, 1097 sont pourvus d'hôpitaux. Rive-de-Gier est de ce nombre. L'ancien hospice (2), dont la fondation remonte au-delà du XIVe siècle, avait jadis prospéré, grâce aux libéralités de plusieurs familles notables, entre lesquelles celle des Gaco fut au premier rang; mais il avait vu décliner ses rentes et son administration depuis le XVIe siècle jusqu'en 1790, date où elles étaient à peu près nulles par la négligence coupable des recteurs de cet établissement. La Révolution causa l'aliénation de ses dernières propriétés, à l'exception de deux petites maisons dont on affecta les revenus au Bureau de bienfaisance; l'Hôpital ayant totalement cessé d'exister, les choses restèrent ainsi jusqu'en 1818; en cette année, l'abbé Velay, principal vicaire de la

(1) M. H. Petin, maire de Rive-de-Gier, membre du Conseil général de la Loire, chevalier de la Légion d'honneur.

(2) *Recherches historiques sur la ville de Rive-de-Gier*, par Chambeyron, architecte, 1845.

paroisse et dispensateur ordinaire des bonnes œuvres du curé Lancelot, que le cardinal Fesch avait nommé curé en récompense d'un zèle qui l'avait porté à braver la persécution pendant les mauvais jours de la terreur et à exercer clandestinement son divin ministère au péril de ses jours, l'abbé Velay fonda une maison de charité destinée à l'assistance publique. C'est dans cette circonstance que M. Fleurdelix aîné, maire de la ville qui lui doit une église, un pont, des quais, des trottoirs et des fontaines, adopta la pieuse fondation de MM. Lancelot et Velay et dota la ville des bâtiments qui composent actuellement l'Hôpital.

Il résulte de l'ensemble de ces constructions que notre hospice se trouve divisé en quatre parties distinctes. Au rez-de-chaussée, la cuisine, la pharmacie, les bureaux, le laboratoire et la salle pour les classes. Au premier, les logements des sœurs hospitalières et les salles des femmes malades ainsi que la chapelle. Au second les salles d'hommes. Il est éclairé au gaz et reçoit l'eau des fontaines publiques, l'hiver les poèles sont établis dans les salles, et en tout temps un fourneau y tient la tisane et les bouillons au degré voulu de chaleur.

Les salles plafonnées et convenablement planchéiées sont vastes et bien aérées; elles ne contiennent jamais plus de douze lits.

La maison est desservie par neuf sœurs de l'ordre de Nevers, dont on ne saurait trop louer le zèle et la charité; il y a, de plus, deux infirmiers. Le service de santé est fait alternativement par deux médecins, dont l'un, le docteur Richarme, chirurgien distingué, élève du professeur

Janson, de Lyon, et ami de Gensoul, de regrettable mémoire, jouit d'une réputation d'opérateur habile, justifiée par de constants succès, dans une carrière chirurgicale qui ne compte pas moins de trente-cinq ans de durée. L'Hôpital reçoit les soldats, les étrangers de passage, et tous les malades de la ville, excepté les syphilitiques. Il peut contenir soixante lits au moins, et il y entre environ 270 malades par an. Il est facile de déduire des tableaux ci-contre, qui embrassent une période de 14 ans, le mouvement moyen, ainsi que le rapport des morts au nombre des malades de cet établissement hospitalier. La mortalité est représentée par le chiffre de un décès sur sept entrées.

Années.	entrants.	sortis.	morts
1845	181	183	24
1846	225	153	30
1847	261	180	33
1848	325	243	46
1849	170	112	22
1850	388	301	39
1851	382	310	37
1852	337	263	39
1853	896	228	36
1854	357	267	57
1855	477	389	56
1856	429	324	56
1857	328	223	54
1858	288	204	34
Totaux :	4444	3320	563
Moyenne annuelle.	317	237	40

Rapport des décès aux entrées : 1 sur 7,89

Cette augmentation de la mortalité est toute particulière, et peut être considérée comme le résultat du choléra qu sévit en 1854 à Rive-de-Gier et aux environs ; car si on retranche de cette période de 14 ans l'année 1854 et celle de 1855, qui offrit une épidémie de variole, on arrive à réduire la mortalité à 1 sur 8,85, tandis que d'après notre tableau elle est de 1 sur 7, 89. Plusieurs hôpitaux français donnent cette moyenne : l'Hôtel-Dieu de Paris, la clinique de M. Forget à Strasbourg, les malades fiévreux de l'Hôtel-Dieu de Lyon, l'Hôpital de Rouen ; à Paris, le rapport des décès aux entrées tombe quelquefois à 1 sur 3, et il reste souvent à 1 sur 6.

La durée moyenne du séjour des malades a été de 48 jours pour les hommes et de 64 pour les femmes ; et le prix moyen de la journée correspond à 1 franc.

Le revenu accidentel le plus considérable est celui de la subvention allouée par le Conseil municipal. Ce revenu est de 4,000 francs, il équivaut à peu près au 33e du revenu total de la ville.

Afin de faire bénéficier du séjour à l'hôpital un plus grand nombre d'indigents malades, on en a éloigné les vieillards et les orphelins (1), qui séjournent longtemps dans les hospices.

En effet, un lit d'hôpital permet de venir en aide à plus de 8 individus, tandis que un lit de vieillard infirme sert à trois personnes seulement dans le cours de 2 ans, c'est-à-dire que l'un est six fois plus utile que l'autre.

Ajoutons qu'un membre distingué de la famille Fleur-

(1) Deux asiles ont été construits à cette destination.

delix (1) vient de porter en mourant ses derniers regards sur la ville qui fut le berceau de sa famille, et à fait un legs important aux pauvres de Rive-de-Gier: *Et dulces moriens reminiscitur Argos.*

S'il faut en croire les témoignages des anciennes chroniques, la peste aurait souvent régné à Rive-de-Gier et notamment dans le XVe siècle, au XVIe, au XVIIe et au commencement du XVIIIe. Il est vrai de dire que nos ancêtres peuvent avoir désigné sous ce nom presque toutes les épidémies de fièvre maligne accompagnées de quelque éruption cutanée. En 1680, la disette qui trouva sa cause dans un débordement extraordinaire du Gier fut, comme à l'ordinaire, suivie de maladies épidémiques et de fièvres pestilentielles. Ce débordement plus fort que ceux de 1738 et de 1834 produisit, pendant un an, une cherté telle des subsistances, que d'après un manuscrit trouvé par M. Chambeyron: « On voyoit beaucoup de monde « qui alloient paistre, manger l'herbe dans les prés comme « les bestes et mouroient en mangeant les dites herbes. « De tous côtés on trouvoit des gens morts avec la pleine « bouche d'herbes, sans que personne, ni parents, ni « amis, ne leur apportassent le moindre soulagement (2). »

Les maladies éruptives ont souvent régné épidémiquement à Rive-de-Gier; ainsi la rougeole a été épidémique pendant juin, juillet et août 1859, et nous remarquâmes que les enfants qui en moururent périrent la plus part par la rentrée de l'éruption et sa métastase sur les

(1) M. Léo Fleurdelix, administrateur des hôpitaux de Lyon.

(2) Chambeyron, *loc. cita.*

intestins, métastase annoncée par le gonflement du ventre et l'état fébrile ; la scarlatine prit aussi quelquefois le caractère épidémique ; mais de toutes les affections éruptives, la petite vérole est celle qui a fait le plus de ravages parmi les adultes du canton de Rive-de-Gier, et particulièrement en 1855. Elle est quelquefois introduite par des conscrits ou des domestiques varioleux entrés à l'hôpital, elle se répand ensuite dans l'intérieur de la ville et gagne les campagnes environnantes. Elle fut très-meurtrière en 1855, dans plusieurs communes du canton où elle prit la forme pétéchiale ; quelques malades étaient pris d'épistaxis et de diarrhée sanguinolante ; chez d'autres la suffusion sanguine vers les pustules arrêtait la marche de l'éruption et la mort arrivait avec le délire avant le dixième jour. Cependant la vaccine est acceptée partout avec faveur et les ministres de notre religion annoncent eux-mêmes, à leurs paroissiens, l'arrivée du vaccinateur ; la revaccination est aussi en honneur ; pour ma part, je revaccine chaque année plus de 50 personnes, et j'ai eu l'occasion de confirmer, par des observations intéressantes, la valeur des recherches de mon savant confrère le docteur Petit, de Givors, relatives aux rapports de l'inoculation du virus vaccin avec la réceptivité variolique.

La fièvre catarrhale, la grippe, la coqueluche, le croup, la méningite, la dyssenterie, la fièvre typhoïde, la fièvre bilieuse ont aussi apparu à diverses époques, mais aucune épidémie n'a fait autant de victimes que le choléra de 1854, qui a si fortement élevé le chiffre des décès de cette année.

Le choléra régnait déjà dans une grande partie de la

France, lorsqu'il sévit brusquement sur la population des Bachasses (500 âmes), hameau de la commune de Saint-Paul-en-Jarret, à 5 kilom. de Rive-de-Gier, dans les premiers jours du mois d'août 1854. Les fièvres typhoïdes de forme muqueuse précédèrent son invasion ; la diarrhée prémonitoire y fut observée, mais la suette miliaire épidémique qui régnait à cette époque, n'exerça que faiblement sa fâcheuse influence.

Le canton de Rive-de-Gier a été le plus cruellement frappé de tous les autres cantons de l'arrondissement de Saint-Étienne. On y a constaté 715 cas, dans sept communes et 301 décès répartis de la manière suivante :

	Population.	Décès.
Rive-de-Gier	15,000	91
Saint-Paul	4,841	109
Lorette	3,225	87
Saint-Genis.	2,670	11
Cellieu	1,268	3
Farnay	507	3
Chagnon	506	2

Dans le courant du même mois, cette cruelle maladie vint s'abattre sur la commune de Lorette et sur la ville de Rive-de-Gier. La plus grande intensité de l'épidémie eut une durée de vingt-cinq jours. Son déclin commença le 27 août, et vers le milieu d'octobre, la maladie dans sa forme épidémique au moins avait complètement disparu. Du 1er août au 15 octobre, 715 individus furent atteints ; 414 guéris, et on eut à déplorer la mort de 301 cholériques, répartis de la manière suivante :

	Malades.	Guéris.	Morts.
Rive-de-Gier.	185	95	90
Saint-Paul.	271	164	107
Lorette.	111	26	85
Saint-Genis	93	82	11
Cellieu	25	22	3
Farnay.	17	14	3
Chagnon	13	11	2
Total. . . .	715	414	301

Les chiffres contenus dans le tableau suivant, démontrent qu'aucun âge n'a été respecté par l'épidémie, et que le plus grand nombre des malades correspond à la période de 40 à 50 ans, et la plus grande mortalité, aux 10 premières années de la vie, fait particulier à Rive-de-Gier, où le mois d'août se distingue toujours par un chiffre plus élevé de décès. Le relevé ci-après, présente l'état numérique des malades, divisés par catégories d'âge, de dix ans en dix ans.

Malades atteints par le choléra.

De 0 à 10 ans.	103	De 50 à 60 ans.	89
De 10 à 20 ans.	85	De 60 à 70 ans.	55
De 20 à 30 ans.	47	De 70 à 80 ans.	19
De 30 à 40 ans.	88	De 80 à 90 ans.	3
De 40 à 50 ans.	225	De 90 à 100 ans.	1

D'où il suit que c'est parmi les sujets de 40 à 50 ans qu'il y a eu le plus de cholériques et que les individus de 20 à 30 ans ont été le plus épargnés ; la durée moyenne du choléra chez les 414 qui ont guéri, peut être évaluée à sept jours, et a toujours été plus longue dans le jeune âge et la vieillesse que dans les âges intermédiaires. Le nombre des cholériques décédés s'est élevé à 301, dont 136 du sexe masculin, et 165 du sexe féminin. Sur les 301 malades décédés, il en est mort, savoir :

	Sexe masculin.	Sexe féminin.	Les deux sexes réunis.
De 2 mois à 10 ans	28	39	67
De 10 ans à 20 ans	15	25	40
De 20 » à 30 »	14	7	21
De 30 » à 40 »	10	29	39
De 40 « à 50 »	13	17	30
De 50 » à 60 »	23	15	38
De 60 » à 70 »	24	23	47
De 70 » à 80 »	8	7	15
De 80 » à 90 »	1	2	3
De 90 » à 100 »	0	1	1
Total des décès :	136	165	301

Dans cette distribution de décès, par âge et par sexe, le maximum de la mortalité épidémique correspond aux périodes de deux mois à 10 ans, et de 60 à 70 ans. D'où il suit que, la première enfance forme à peu près le 1/5 des morts, et l'âge mûr, de 30 à 60 ans, près de la 1/2. Les âges les moins frappés sont ceux de 20 à 30 ans, on remarque aussi que la mortalité est plus forte pour le sexe féminin, à toutes les époques de la vie et surtout dans la période de 30 à 40 ans. Presque toutes les professions ont souffert de l'épidémie. Un médecin, le docteur Lançon, qui a déployé une grande énergie à combattre le fléau, est mort victime d'un zèle qui ne connut point de bornes (1).

Nous n'avons rien observé dans les symptômes ni dans le traitement, qui n'ait point été indiqué ailleurs ; cependant, nous devons faire mention des succès obtenus par le docteur Vial, de Saint-Étienne, à l'aide du sulfate de quinine. Ce médecin distingué pense que les variations brusques de la température et les troubles atmosphériques, qui donnent un caractère rémittent et pernicieux à la marche de l'épidémie, justifient cette induction thérapeutique. Né sur les bords marécageux du Gange, le choléra se complaît et se développe dans les vallées basses et humides ; avec cette origine et cette prédilection pour les cours d'eaux, lieux favorables aux affections intermittentes, il est permis de supposer une analogie entre ces deux maladies.

Les causes des décès peuvent être rangées dans l'ordre suivant : Fièvres, entérites, diarrhées, dyssenteries, catarrhes, varioles, asthmes, méningite, gastrite, hydropisie, rougeole, érysipèles, accidents, phthisie pulmonaire, hernies, encéphalite, myélite, etc. Le lecteur est frappé, sans doute, de voir les affections intestinales primer de beaucoup celles du poumon dans le degré de léthalité que leur assignent nos recherches statistiques; c'est,qu'en effet,

(1) A cette occasion, le docteur Vial, médecin des épidémies de l'arrondissement de Saint-Étienne, fut nommé chevalier de la Légion d'honneur, et les docteurs Moquin et Hervier, furent honorés d'une médaille d'argent, par le Ministre du Commerce.

le tubercule pulmonaire est rare à Rive-de-Gier, et il vient dans l'ordre de fréquence après les accidents. Ainsi, il meurt annuellement et au maximum, douze personnes par accident dans les mines, les usines ou sur le chemin de fer (brûlures, chutes, asphyxie, submersion, etc.), et neuf, au plus, par phthisie pulmonaire. M. Lebert (1) dit, qu'un sixième des morts qui surviennent dans les grandes villes, sont dues aux affections tuberculeuses ; à Paris, un cinquième des décès est dû à la phthisie, à Naples, un huitième et à Rome, un vingtième. Dans les hôpitaux militaires, on compte un décès par phthisie sur cinq morts, et à Londres, cette maladie donne un huitième du total des décès, tandis qu'à Alger, elle ne donne qu'un décès sur 82 morts (2). A Rive-de-Gier, on compte, sur 386 décès annuels, neuf cas de phthisie pulmonaire, c'est 1 sur 42 décès.

La faiblesse de ce chiffre résulte de ce que le houilleur n'est presque jamais atteint par le tubercule, car la phthisie charbonneuse, dite mélanose (*Black Spittle*), ne doit point être confondue avec lui, et si toute la population travaillait dans les mines de houille et continuait ses bonnes traditions d'alimentation, peut-être qu'à Rive-de-Gier, comme en Islande, la phthisie serait inconnue : *Island er bilfriel for lungesvindsot* (3). La rareté de cette cachexie du poumon a déjà été remarquée dans la population des mines d'argent. Sander et Brokmann disent

(1) *Maladies scrofuleuses et tuberculeuses.*

(2) *Gazette médicale de Paris* (1855).

(3) Boudin. *Géographie médicale.*

n'avoir jamais vu d'exemples de phthisie aux mines de Hartz, même dans les cas de prédisposition héréditaire et au milieu de circonstances défavorables, telles que les efforts répétés et l'exposition aux brusques variations atmosphériques. Ils pensent (1) que dans les mines d'argent l'explosion tuberculeuse est arrêtée ou empêchée par le sulfure de plomb qui accompagne, en proportion considérable, le minerai d'argent. Les médecins belges, qui ont signalé les premiers cette immunité des houilleurs, analogue à celles dont jouissent les habitants des contrées marécageuses, pensent que l'ouvrier des mines vit dans les conditions qui tendent à préserver l'appareil pulmonaire des réfrigérations brusques, et ils assimilent l'air chaud, sec et quelquefois agité qui circule dans la houillère, à celui qu'on respire en Egypte, en Espagne et à Naples. Les conditions telluriques ne sont-elles donc rien, et ne faut-il en tenir aucun compte pour expliquer cette préservation des ouvriers mineurs contre une maladie qui fait tant de ravages dans les autres professions ? Nous le pensons et nous croyons que la densité relative de l'air des mines, qui doit fournir, à volume égal, plus d'oxigène que l'air du dehors, peut donner la raison de cette immunité. Ainsi, en 1812, Hallé et Nysten (2) écrivaient : « Dans les mines profondes, les « effets qui dépendent de la compression de l'air, seraient « plus salutaires que nuisibles, à raison de l'augmentation « de la quantité d'air sous le même volume. Ils ren-

(1) *Gazette médicale* (juin 1859).

(2) *Dictionnaire des Sciences médicales*, t. I, p. 248.

« draient la respiration moins fréquente, parce que chaque « inspiration s'exercerait sur une plus grande masse de « ce fluide. »

Ces conditions offrent la plus grande analogie avec ce qui se passe dans l'air comprimé, méthode thérapeutique qui a pris place parmi les moyens de dérivation et d'entraînement les plus efficaces et les plus rationnels. On conçoit, de cette manière, que les ouvriers des mines de houille, soumis chaque jour, pendant tout le temps de leurs travaux, aux modifications physiques et physiologiques que l'augmentation de la pression atmosphérique imprime à l'économie et à l'activité extraordinaire donnée à la nutrition, sous l'influence d'une plus grande quantité d'oxigène, soient préservés de la phthisie pulmonaire. Après avoir compulsé pendant plusieurs années les registres de l'état civil, après avoir fait des nécropsies nombreuses à l'hôpital et assisté dans leurs maladies un grand nombre d'ouvriers mineurs, tâche qui m'était rendue facile par ma position de médecin d'une Compagnie houillère importante, j'ai acquis la conviction que jamais la mort, chez un ouvrier mineur ancien dans le pays, n'a dû être imputée au tubercule pulmonaire, et il suffit de joindre à l'action de la densité de l'air, celle non moins puissante d'une bonne alimentation et de la température presque constamment uniforme de l'air chaud et sec des mines, pour avoir une explication très-plausible de ce fait remarquable. Les neuf ou dix cas de phthisie qui se présentent annuellement appartiennent tous à de jeunes sujets des deux sexes, chez lesquels la maladie a toujours, ici du moins, une marche très-rapide.

L'hydrogène sulfuré des houillères peut-il déterminer, comme le prétendent quelques auteurs, une intoxication lente, qui soit la cause éloignée ou prochaine de l'anémie des mineurs décrite au commencement de ce siècle par Hallé, d'après l'épidémie qui affligea les ouvriers des mines d'Anzin? Ou bien, cette maladie caractérisée par la décoloration universelle, par la teinte jaune de la peau, la bouffissure, l'impossibilité de marcher sans suffoquer, les sueurs habituelles, l'accélération du pouls, la céphalée et les bruits dans les artères et dans le cœur, correspond-elle à l'étiolement et à l'appauvrissement du sang qui surviennent dans les prisons, les ateliers mal éclairés et les logements obscurs et humides? L'anémie des mineurs ne s'étant jamais présentée à notre observation, il nous est difficile d'apporter quelque lumière sur ce point obscur de la science, mais si nous en croyons les recueils scientifiques et le témoignage des médecins des localités houillères, que nous avons consultés à cet égard, nous sommes autorisé à penser que cette maladie n'a jamais existé épidémiquement, et que, depuis les deux cas publiés l'un par Chomel (1) et l'autre par Andral (2), aucun observateur n'a été assez heureux pour mettre la main sur un cas de cette rare maladie. A Rive-de-Gier, la vie des houilleurs n'est point abrégée, comme dans le pays de Galles, et nous n'y avons point remarqué l'état chlorotique des jeunes houilleurs signalé par quelques médecins belges.

La diathèse scrofuleuse s'observe plus rarement encore

(1) *Dictionnaire en trente volumes.*

(2) *Journal de médecine*, par M. Beau, 1843.

que la phthisie ; il en est de même du rachitisme, du goître, du carreau, des tumeurs blanches articulaires et des caries osseuses. L'endocardite, la péricardite et les rhumatismes sont assez communs et surtout les rhumatismes goutteux ; on les observe même dans certaines familles avec tous les caractères de l'hérédité. L'épilepsie est rare, mais les convulsions et l'éclampsie sont fréquentes et à ce propos, nous appellerons l'attention des observateurs sur deux conditions étiologiques de ces maladies, que les traités de pœdiatrie ont passé sous silence, nous voulons parler des bruits produits par les marteaux-pilons des usines, situées au milieu de la ville, et de l'emploi très-souvent dangereux des purgatifs dans les maladies de l'enfance, comme Brachet l'avait signalé dans l'observation 34 de son *Traité des convulsions*. Nous avons indiqué ailleurs l'influence des drastiques sur le système nerveux (1). Les cas d'aliénation mentale sont assez nombreux et les maladies nerveuses, hypochondrie, hystérie, névralgie, sciatique, gastralgie, entéralgie sont très-communes. L'apoplexie frappe tous les ans un certain nombre d'individus (2). Les fièvres cérébrales et puerpérales sont moins fréquentes mais plus dangereuses. Les ophthalmies et les hémorrhoïdes sont rares ; mais les maladies du tube digestif et de ses annexes sont tellement communes que l'entérite, les fièvres continues, la diarrhée, la gastrite, la dyssenterie, la péritonite, les maladies du

(1) *Des paralysies produites par les drastiques*, 1857. — Lyon, Vingtrinier.

(2) En moyenne 17 par an.

foie et les hydropisies ascites qui en sont la suite, entrent pour plus des deux cinquièmes dans la composition annuelle du bilan nécrologique de la cité. La mortalité produite par les inflammations aiguës ou chroniques des voies respiratoires, est loin d'atteindre cette proportion ; c'est à peine si la bronchite, la pleurésie, l'emphysème, la pneumonie, peuvent fournir le chiffre de quatre-vingt décès. Depuis 1854, nous avons remarqué que les maladies graves des viscères splanchniques revêtent la forme cholérique ; souvent la peau est froide, la langue et les lèvres pâles et décolorées avec douleurs abdominales caractéristiques, vomissements et déjections alvines spéciales, crampes, hoquet, voix rauque cassée, yeux caves, paupières livides, etc.

La connaissance de la situation pathologique d'un pays dérive de l'étude des constitutions médicales, c'est dire que l'influence des saisons sur le corps humain doit être prise en grande considération par le médecin. Chaque saison en effet présente une physionomie particulière, néanmoins, dit M. Fuster (1), les saisons sont solidaires entre elles ; elles réagissent les unes sur les autres, de manière que chacune d'elles transmet aux saisons futures des émanations de son influence, que les premiers rayons d'une saison naissante se confondent d'abord avec les dernières lueurs de la saison à sa fin. Alors les deux saisons se combinent et leur combinaison persiste jusqu'à ce que la saison nouvelle éclipse la précédente. Ce n'est qu'au *summum* de leur croissance que les saisons appa-

(1) *Des maladies de la France.*

raissent sous leurs véritables traits. Quoi qu'il en soit, à Rive-de-Gier comme ailleurs, l'hiver engendre la pleurésie, l'angine, la pneumonie, l'apoplexie et les hémorrhagies ; au printemps on y observe les fièvres éruptives et catarrhales, le rhumatisme et le coryza ; en été les fièvres ataxiques et bilieuses s'y déclarent ainsi que l'entérite, la gastrite, l'hépatite, l'ictère, la péritonite, le croup et la méningite, et enfin l'automne s'y fait remarquer par la fréquence des fièvres typhoïdes, des fièvres intermittentes et des érysipèles.

Mais un fait très-digne d'attention domine cette phénoménalité saisonnière ; c'est la puissance constante de la méthode antiphlogistique ; et si quelques cas réclament l'administration des vomitifs et des purgatifs comme dans certaines affections estivales, si d'autres demandent la médecine expectante, si plusieurs enfin ne sont justiciables que des spécifiques, rarement les émissions sanguines rencontrent des contre-indications formelles à leur emploi. La population se composant d'individus robustes et jouissant en général des attributs du tempérament sanguin acquis par le genre de vie et l'alimentation, les maladies sont presque toutes frappées au coin du caractère inflammatoire le plus accentué. Les médecins de la localité n'ont pas manqué de tenir le plus grand compte de cette singulière tendance des tempéraments individuels à uniformiser les accents des diverses constitutions atmosphériques et médicales de l'année, et de généraliser l'usage d'une méthode qui trouve dans cette ville une si belle sphère d'application. Pour mon compte j'ai déjà (1)

(1) *Note sur l'utilité de la saignée générale dans les convulsions de l'enfance*, 1858, Lyon.

montré les bons résultats de la saignée dans les convulsions ; je me propose de le faire aussi pour le croup. Cette influence de la susceptibilité individuelle ou de la disposition idiosyncrasique générale des individus sur l'appréciation des constitutions médicales nous paraît avoir été comprise par M. de Martin lorsqu'il dit (1) : « Il « est évident que dans les mêmes conditions atmosphé- « riques, l'organisme répond de telle ou telle façon aux « provocations extérieures, selon les dispositions du « moment. Qui ne sait qu'à la suite d'un refroidissement « l'un aura une fièvre catarrhale, l'autre un rhumatisme ; « celui-ci une fluxion de poitrine, celui-là une dyssen- « terie, etc. ? Il arrive même que l'économie résiste à ces « sollicitations et demeure inaccessible ; c'est là ce qu'on « appelle l'immunité. Toutes les causes externes sont « contingentes et relatives à la prédisposition, à la cons- « titution, au tempérament, etc., de chaque sujet, et pour « agir elles ont besoin de trouver en nous des qualités « particulières. Il y a donc des restrictions à porter à « l'action des causes provocatrices des constitutions « médicales, et il y a des causes particulières et indivi- « duelles à considérer dans l'examen des causes gé- « nérales. »

Il ne nous appartient pas d'entrer dans le domaine des syphilographes, mais nous devons une mention spéciale aux faits nouveaux de transmission de la syphilis par les accidents secondaires de la bouche dont les usines de verreries de cette ville ont été le théâtre. Ces faits intéres-

(1) *Topographie médicale de Narbonne*, Montpellier, 1859.

sants, appréciés à leur juste valeur par M. Rollet, méritent de fixer l'attention des autorités qui ont souci des grands intérêts de l'hygiène publique.

Conclusions.

1° L'élévation des salaires, la richesse de l'alimentation et la conservation des attributs de la sexualité chez la femme, concourent à faire des habitants de Rive-de-Gier une population type, où les cachexies sont rares, les vieillards nombreux et la mortalité annuelle moindre qu'à Paris et à Lyon.

2° Les enfants payent à la mort un tribut plus élevé qu'ailleurs. Le grand nombre des décès dans les âges tendres doit résulter de la précocité des sevrages et d'une alimentation disproportionnée.

3° La phthisie pulmonaire tuberculeuse est très-rare chez l'ouvrier mineur.

L'anémie des mineurs n'a jamais été observée dans le bassin du Gier.

(*Extrait de la* Gazette Médicale de Lyon.)

www.ingramcontent.com/pod-product-compliance
Ingram Content Group UK Ltd.
Pitfield, Milton Keynes, MK11 3LW, UK
UKHW022143190726
13855UKWH00003B/1314